Crashtest Psychotherapie

Zur Vorbereitung auf den Kleinen Heilpraktiker

I. M. Simon

Wichtige Hinweise

Dieses Buch ist eine Lernhilfe zur Vorbereitung auf die amtsärztliche Überprüfung der Heilpraktiker für Psychotherapie und der Heilpraktiker (Psychiatrieteil). Die Arbeit mit dem Buch ersetzt nicht die gründliche inhaltliche Vorbereitung. Es kann nicht völlig ausgeschlossen werden, dass Einzelaussagen missverstanden werden und zu Irrtümern führen. Wir empfehlen daher bei Unsicherheiten, in der Fachliteratur nachzuschlagen.

Ausbildungsangebote

Ingo Michael Simon bietet regelmäßig Ausbildungskurse zur Vorbereitung auf die amtsärztliche Überprüfung und zu verschiedenen Therapieformen und Themen an. Aktuelle Informationen und Termine finden Sie auf *www.praxissimon.de*.

Impressum

Zweite Auflage
© 2010 - Ingo Michael Simon
Alle Rechte liegen beim Autor.
Idee und Konzept: Praxisteam Simon
Umschlagfoto: M. Baumann
Kontakt: www.praxissimon.de
Herstellung und Verlag:
Books on Demand GmbH, Norderstedt
ISBN: 978-3-8370-0709-1

Vorwort des Autors

Für die schriftliche Überprüfung der Heilpraktiker für Psychotherapie wird meistens mit Multiple-Choice-Fragen geübt. Das hat gute Gründe, denn der Umgang mit Aufgabenstellungen und verschiedenen Auswahlantworten kann mit etwas Training und Gewöhnung die Bewältigung der Prüfungsanforderungen erheblich erleichtern. In unseren Prüfungsvorbereitungskursen hat es sich zusätzlich bewährt, mit Einzelaussagen das persönliche Fachwissen abzufragen. Im Gegensatz zu verschiedenen Auswahlmöglichkeiten können Lernende die richtige Lösung dabei nicht schrittweise durch das Ausschließen bestimmter Antworten oder einzelner Kombinationen erschließen. Einzelbehauptungen sind entweder richtig oder falsch. Eine Vielzahl von Aussagen zu den typischen Prüfungsthemen haben wir in diesem Buch zusammengestellt und bieten sie den Leserinnen und Lesern zur Selbstkontrolle an. Überprüfen Sie so Ihr Fachwissen vor der Prüfung und nutzen Sie die Gelegenheit dazu, letzte Lücken zu schließen. Im Lösungsteil können Sie nicht nur nachlesen, welche Behauptungen richtig waren. Sie erhalten auch eine kurze Erläuterung zur jeweiligen Aussage, sodass Sie weitere Lernhinweise verfügbar haben und vor allem bei einer falschen Einschätzung Ihrerseits nicht rätseln müssen, warum Sie sich geirrt haben.

Ich wünsche allen Leserinnen und Lesern viel Spaß bei der Kontrolle ihres Wissensstandes und Erfolg in der Prüfung!

St. Wendel, im Oktober 2010
Ingo Michael Simon

1. Jede Person, die eine nachweisbare Symptomatik entsprechend einer psychischen Störung gemäß ICD-10 aufweist, kann als krank bezeichnet werden.

2. Neurotische Störungen dürfen auch in Beratungen behandelt werden, eine Zulassung als Heilpraktiker für Psychotherapie ist nicht erforderlich.

3. Heute wird davon ausgegangen, dass alle Krankheiten sowohl von körperlichen als auch seelischen Faktoren verursacht oder im Verlauf beeinflusst werden.

4. Die ICD-10 gruppiert die psychischen Störungen und Erkrankungen nach der Ätiologie (Verursachung).

5. Als psychotische Symptome werden heute diejenigen Krankheitsanzeichen bezeichnet, bei denen der Realitätsbezug des Erkrankten gestört ist.

6. Im klassischen triadischen Ordnungssystem der psychischen Erkrankungen gehört die Schizophrenie zu den endogenen Psychosen.

7. Für schizophrene Psychosen gilt eine genetische Disposition als nachgewiesen während bei Depressionen bisher keine genetische Mitverursachung bekannt ist.

8. Der Ausbruch der früher als endogen bezeichneten psychischen Erkrankungen wird heute mit dem Vulnerabilitäts-Stress-Modell erklärt.

9. Nach der Vorstellung der Psychoanalyse entstehen manche körperliche Krankheiten als Ausdruck seelischer Störungen, was als Konversion bezeichnet wird.

10. Eine Pareidolie ist eine Halluzination, die vom Betroffenen als unwirklich erkannt wird.

11. Veränderungen im Gehirn lassen sich nur bei organisch bedingten psychischen Störungen feststellen.

12. Ekmnesie und Hypermnesie gehören zu den paramnestischen Symptomen.

13. Beim Gefühl der Gefühllosigkeit besteht kein Leidensdruck mehr, da auch dieses Gefühl verloren geht.

14. Da die Begriffe psychotisch und neurotisch als überholt gelten, kommen beide in der ICD-10 nicht vor.

15. Dysphorie bezeichnet einen Zustand, bei dem der geäußerte Gefühlsausdruck nicht mit dem tatsächlichen Erleben des Patienten zusammen passt.

16. Die zeitliche Orientierung bleibt bei organisch bedingten psychischen Störungen meist länger erhalten als die situative.

17. Das offizielle Diagnose- und Klassifikationssystem der psychischen Erkrankungen variiert von Bundesland zu Bundesland.

18. Somnolenz und Sopor sind qualitative Bewusstseinsstörungen.

19. Psychotherapeutische Begleitung ist nur bei neurotischen Störungen sinnvoll. Psychotische Zustände profitieren von dieser Form der Behandlung nicht.

20. Bei Entfremdungserleben (Depersonalisation, Derealisation) bleibt die Meinhaftigkeit meist erhalten.

21. Parathymie und Paramimie gehören zu den affektiven Störungen.

22. Als endogen werden traditionellerweise solche Störungen bezeichnet, die vor allem anlagebedingt sind und weder durch eindeutige körperliche Erkrankungen noch durch eindeutige Belastungen oder Ereignisse im sozialen Umfeld des Erkrankten verursacht werden.

23. Beim erotischen Beziehungswahn besteht wahnhafte Überzeugung, von der Partnerin betrogen zu werden.

24. Die ICD-10 ist auch in USA das gültige Klassifikationssystem der Erkrankungen.

25. Ich-Störungen sind durch eine starke Beeinträchtigung der Meinhaftigkeit gekennzeichnet.

26. Ein anderer Begriff für endogene Psychosen ist Variationen seelischen Erlebens.

27. Ein Kennzeichen des Wahns ist die fehlende Korrigierbarkeit der persönlichen Überzeugung.

28. Vergiftungswahn ist eine Form des Verfolgungswahns.

29. Olfaktorische Halluzinationen werden auch als Geschmackshalluzinationen bezeichnet, weil der Geschmackssinn davon betroffen ist.

30. Zwänge werden von der betroffenen Person in der Regel als unsinnig erkannt.

31. Photeme sind akustische Halluzinationen, die als ungeformte Geräusche in Erscheinung treten.

32. Orientierungsstörungen sind immer ein dringender Hinweis auf das Vorliegen einer zerebralen Störung oder Schädigung.

33. Konfabulationen sind inhaltliche Lückenfüller, die bei Gedächtnisstörungen vom Patienten ergänzt werden, um den Gedächtnisausfall zu verbergen.

34. Der Begriff Mutismus bezeichnet eine motorische Regungslosigkeit im Zusammenhang mit einer psychischen Erkrankung.

35. Bei Gedankeneingebung und Gedankenentzug ist die Meinhaftigkeit gestört.

36. Chronische Zwänge gehen in über 50 Prozent aller Fälle in Wahnzustände über.

37. Orientierungsstörungen sind immer ein Anzeichen für chronische organische Psychosyndrome.

38. Die Alzheimer-Krankheit ist eine rasch voranschreitende demenzielle Erkrankung.

39. Alzheimer-Patienten klagen bereits früh über kognitive Leistungseinbußen und Konzentrationsschwächen.

40. Demenzielle Prozesse können in reversibler und irreversibler Form vorkommen, Stillständen sind möglich.

41. Der weitaus größte Teil aller Demenzen wird durch degenerative Hirnprozesse verursacht.

42. Das Kramer-Pollnow-Syndrom ist eine in der Kindheit auftretende Demenz.

43. Beim Alkoholdelir kommen Halluzinationen ausschließlich in optischer Form vor.

44. Konfabulationen gehören zu den notwendigen Symptomen zur Diagnose eines Korsakow-Syndroms.

45. Akute delirante Zustände lassen sich nachträglich anhand der typischen Amnesie erkennen.

46. Ein Delir klingt in den meisten Fällen im Zuge der körperlichen Genesung ab.

47. Beim Korsakow-Syndrom kommt es zu Bewusstseinsstörungen und Intelligenzeinbußen.

48. Das amentielle Syndrom ist ein deliranter Zustand ohne Wahn und Halluzinationen.

49. Durch Gedächtnis- und Verhaltenstraining kann der kognitive Leistungsabbau bei Alzheimer deutlich verzögert werden.

50. Die Wahrscheinlichkeit einer Nicht-Alzheimerdemenz ist in jedem Lebensalter gleich hoch.

51. Demenzen bei Kindern sind durch unvollständige kognitive Entwicklung aufgrund pränataler Schädigungen gekennzeichnet.

52. Akute organische Psychosyndrome können in chronische Zustände übergehen, wenn die Ursache schwer zu behandeln ist.

53. Das pseudoneurasthenische Syndrom ist ein dauerhafter Erschöpfungszustand mit körperlicher Ursache.

54. Dämmerzustände werden häufig nicht erkannt, da Betroffene sich nach außen hin oft besonnen verhalten.

55. Ein Durchgangssyndrom ist ein Delir, das innerhalb von 48 Stunden abklingt.

56. Bereits bei einer leichten Demenz ist eine Begleitung der Alltagsroutine des Patienten notwendig.

57. Bei der organischen Persönlichkeitsveränderung kommt es mitunter zum Hemmungsabbau im zwischenmenschlichen Kontakt.

58. Alzheimer-Demenz kommt in der Regel nicht vor dem 65. Lebensjahr vor.

59. Psychische Störungen im Zusammenhang mit HIV/AIDS sind immer Folgen einer primären Manifestation im Nervensystem.

60. Für die Dauer einiger Wochen nach einem Schädel-Hirn-Trauma wird häufig eine Überempfindlichkeit gegen Alkohol beobachtet.

61. Ein Delir entsteht immer plötzlich, daher gibt es keine prodromalen Symptome.

62. Beim Korsakow-Syndrom bleibt das Immediatgedächtnis erhalten.

63. Beim Auftreten deliranter Symptome in der Praxis eines Heilkundlers sollte ein Taxi gerufen werden, das den Klienten vorsorglich ins Krankenhaus bringt.

64. Typisch für Demenzen ist das gestörte Bewusstsein.

65. Bei der präsenilen Alzheimer-Demenz treten neurologische Ausfälle wie Aphasie, Alexie und Apraxie früher auf als bei der Form mit spätem Beginn.

66. Vaskuläre Demenzen und Alzheimer können auch in gemischter Form vorkommen.

67. Creutzfeldt-Jakob führt zu einer eher schnell voranschreitenden Demenz.

68. Die Parkinsonkrankheit zeichnet sich durch die Trias Tremor, Rigor, Hyperkinese aus.

69. Delir und Demenz schließen sich gegenseitig aus.

70. Korsakow-Patienten können aufgrund des Sekundengedächtnisses keine Zahlenreihen nachsprechen.

71. Organische Ursachen können schizophrenieähnliche psychotische Symptome verursachen.

72. Bei organischen Syndromen nach Schädel-Hirn-Trauma entwickeln einige Patienten eine hypochondrische Störung.

73. Ein rascher, unvorhersehbarer Wechsel von Hypo- und Hyperaktivität kann ein Hinweis auf eine organische katatone Störung sein.

74. Bei der organischen Persönlichkeitsstörung kommt es immer zur Ausprägung neuer Charaktereigenschaften, die prämorbid nicht beobachtet wurden.

75. Bei der organischen Halluzinose (nicht durch Alkohol bedingt) erkennen Betroffene häufig die Halluzinationen und die Einsichtsfähigkeit bleibt erhalten.

76. Der Begriff symptomatische Psychose verweist auf die sekundäre Verursachung eines organischen Psychosyndroms.

77. Eine bleibende Verhaltensänderung nach einer Virus- oder bakteriellen Enzephalitis wird als organische Persönlichkeitsstörung klassifiziert.

78. Eine mögliche Langzeitfolge von Alkoholmissbrauch ist das reversible Korsakow-Syndrom.

79. Alle illegalen Drogen machen früher oder später körperlich abhängig.

80. Der Begriff Polytoxikomanie bezeichnet die gleichzeitige Abhängigkeit von mehreren Substanzen.

81. In Deutschland gibt es etwa 1 Million Menschen, die von Medikamentenabhängigkeit betroffen sind.

82. Der so genannte Konflikttrinker ist der häufigste Alkoholikertyp nach Jellinek.

83. Unbehandelte Alkoholentzugsdelirien führen in 5 % aller Fälle zum Tod durch Herzversagen.

84. Bei einer Alkoholhalluzinose sind Bewusstsein und Orientierung erheblich gestört.

85. Ein behandeltes Alkoholentzugsdelir klingt meist innerhalb von Tagen ab.

86. Bei der Alkoholhalluzinose treten psychomotorische Auffälligkeiten wie Nesteln und Agitiertheit auf.

87. Die Entgiftung dauert bei Alkoholikern mehrere Monate.

88. Zeitgitterstörungen sind typisch für das chronische amnestische Syndrom.

89. Der komplizierte Alkoholrausch unterscheidet sich vom einfachen Rausch hauptsächlich durch den Grad der Ausprägung der Symptomatik.

90. Die Reihenfolge der Phasen einer Alkoholabhängigkeit lautet: präalkoholische Phase – kritische Phase – prodromale Phase – chronische Phase.

91. Als Langzeitfolge des chronischen Alkoholmissbrauchs kann sich eine Alkoholdemenz einstellen.

92. Die Wernicke-Enzephalopathie ist eine organisch bedingte psychische Störung, die sich meist im Anschluss an ein Korsakow-Syndrom bildet.

93. Bei erheblichem Alkoholkonsum während der Schwangerschaft kann es zu einem fetalen Alkoholsyndrom kommen.

94. Kinder, deren alkoholkranke Mütter während der Schwangerschaft nicht abstinent waren, leiden überdurchschnittlich häufig an Herzfehlern.

95. Drogen vom Amphetamin-Typ erzeugen erhebliche körperliche Entzugssyndrome.

96. Tee, der aus den Blüten der Engelstrompete hergestellt wird, hat halluzinogene Wirkung.

97. Illegale Drogen können psychotische Zustände erzeugen, die der Schizophrenie sehr ähnlich sind.

98. Beziehungsideen sind ein Hinweis auf das bestehen einer schizophrenen Psychose.

99. Die Unfähigkeit zum Perspektivenwechsel ist ein Kennzeichen schizophrenen Wahns.

100. Straftaten kommen bei Schizophrenen etwa doppelt so häufig vor wie in der Durchschnittsbevölkerung.

101. Schizophrene können auch zwischen den Episoden zur Rezidivprophylaxe zwangsweise in einer Klinik untergebracht werden.

102. Zur Diagnosestellung müssen typische Symptome über einen längeren Zeitraum als 1 Monat bestehen.

103. Ein allmähliches Entwickeln einer schizophrenen Symptomatik ist ein prognostisch günstiges Zeichen.

104. Eine deutliche Besserung ist bei chronischem Verlauf nicht zu erwarten.

105. Im Verfolgungswahn suchen Betroffene häufig Schutz bei der Polizei oder in der Notaufnahme.

106. Die häufigste Form der schizophrenen Halluzinationen ist das Stimmenhören.

107. Wahn und Halluzinationen sind obligatorische Symptome einer Schizophrenie.

108. Etwa die Hälfte der schizophrenen Psychosen verläuft günstig, ohne Restsymptome.

109. Die Rezidivprophylaxe muss mindestens 1 Jahr dauern, sonst bleibt sie erfolglos.

110. Tiefenentspannung hilft dem schizophrenen Patienten bei der Stressbewältigung.

111. Eine gut greifende Psychotherapie kann Patienten zum Abbruch der Rezidivprophylaxe verleiten.

112. Emotionale Distanz in der Familie provoziert das erneute Auftreten schizophrener Episoden.

113. Psychotherapie und Soziotherapie haben keinen Einfluss auf die Medikamentendosierung.

114. Eine akute schizophreniforme Psychose liegt vor, wenn die Symptomatik maximal 3 Monate andauert.

115. Eifersuchtswahn gehört zu den häufigsten Wahnthemen schizophrener Psychosen.

116. Beim symbiontischen Wahn leidet die primär erkrankte Person meistens an Schizophrenie.

117. Der Residualzustand ist zum großen Teil Folge der Auseinandersetzung mit der Erkrankung.

118. Induzierter Wahn klingt meist bei Trennung von der primär erkrankten Person ab.

119. In seltenen Fällen kommen auch induzierte Halluzinationen vor.

120. Zönästhesien sind ein Symptom ersten Ranges.

121. Bei der Gedankenausbreitung glaubt der Patient, andere könnten seine Gedanken laut hören.

122. Alogie und Apathie sind zwei typische Negativsymptome schizophrener Psychosen.

123. Zur Unterdrückung produktiver Symptome sind Benzodiazepine gut geeignet.

124. Ich-Störungen sind durch bizarres Erleben bei erhaltener Meinhaftigkeit gekennzeichnet.

125. Das Vorkommen von Halluzinationen ist ein differenzialdiagnostisches Kriterium zur Unterscheidung von Schizophrenie und Manie.

126. Ist Stimmenhören das einzige deutliche Symptom, so wird eher eine wahnhafte Störung diagnostiziert als eine Schizophrenie.

127. Die Suizidalität eines Schizophrenen ist während der Episode deutlich erhöht.

128. Schizophrene Patienten sind für die Dauer einer Episode in der Regel geschäftsunfähig.

129. Seit der Behandlung der Schizophrenie mit Neuroleptika kommen Stuporzuständen nicht mehr vor.

130. Wenn Partner beide an einer wahnhaften Störung leiden und sich einige Wahninhalte "teilen", liegt immer eine induzierte Wahnstörung vor.

131. Das Risiko, im Verlauf des Lebens an einer Schizophrenie zu erkranken liegt bei durchschnittlich 1%.

132. Es gibt keine Hinweise auf eine genetische Disposition für den Ausbruch einer Schizophrenie.

133. Eine "schizophrenogene" Mutter gilt heute als gesicherter Auslösefaktor schizophrener Psychosen.

134. Nach 3 symptomfreien Jahren ist nicht mehr mit einem schizophrenen Rückfall zu rechnen.

135. Schizophrene willigen aufgrund des enormen Leidensdrucks meist freiwillig in eine Therapie ein.

136. Schizophrenie kommt im Jugendalter nicht vor. In dieser Zeit wird Adoleszentenkrise diagnostiziert.

137. Depressive Patienten entwickeln nach einer Depression in der Regel eine Manie.

138. Typische Hinweise auf eine Manie sind anhaltende oder wiederkehrende Halluzinationen.

139. Ein vermindertes Schlafbedürfnis ist ein Kennzeichen einer anhaltenden Depression.

140. Etwa 15 % aller schwer depressiven Patienten begehen im Verlauf der Erkrankung Suizid.

141. Patienten mit ausgeprägten Manien gelten in der Regel als geschäftsunfähig.

142. Beim wiederholten Auftreten manischer Phasen, ohne depressive Zeiten, wird eine rezidivierende Manie diagnostiziert.

143. Ausgeprägte Depressionen führen im späten Verlauf mitunter zu Demenzen.

144. Eine akute Manie kann von Schizophrenie durch das Fehlen von Halluzinationen unterschieden werden.

145. Aufgrund der gehobenen Stimmung sind Maniker nur wenig aggressiv.

146. Bei einer larvierten Depression stehen körperliche Beschwerden ganz im Vordergrund und "verdecken" die eigentliche Depression.

147. Beim Sisi-Syndrom stehen Unrast, Hyperaktivität und übertriebener Körperkult im Vordergrund.

148. Die häufigste Form affektiver Störungen ist die bipolare Verlaufsform mit depressiven und manischen Phasen im Wechsel.

149. Nach Abklingen einer Phase ist in der Regel ein kurzzeitiger Stimmungsausschlag in die entgegengesetzte Richtung zu beobachten bevor das normale Stimmungsniveau wieder erreicht wird.

150. Depressive Patienten sollten nicht auf ihre suizidalen Absichten angesprochen werden, solange die depressive Symptomatik noch sehr deutlich ist.

151. Rapid Cycling bezeichnet depressive oder manische Phasen, die durch eine schnelle Steigerung der Symptomatik gekennzeichnet sind.

152. Antidepressiva sollten nicht länger als 6 Monate eingenommen werden, da sie ein hohes Abhängigkeitspotenzial besitzen.

153. Lichttherapie kann bei allen leichten bis mittelschweren Depressionen eingesetzt werden.

154. Wachtherapie wird heute nicht mehr angewandt, da die Schlafstörungen Depressiver in der Anfangsphase verstärkt werden und der suizidale Druck steigt.

155. Leichte sportliche Betätigung (Jogging, Walking) fördert die Genesung depressiver Patienten und ist daher häufig Bestandteil einer stationären Therapie.

156. Bei schweren Depressionen kommt aufgrund der gesteigerten Suizidalität Zwangseinweisung (Unterbringung) in Betracht.

157. Zyklothymia ist ein synonymer Begriff für manisch-depressive (bipolare) Störung.

158. Schizoaffektive Störungen sind Mischzustände zwischen schizophrenen und affektiven Psychosen.

159. Die Angst-Glücks-Psychose gleicht symptomatisch einer affektiven und im Verlauf einer schizophrenen Psychose.

160. Eine Dysthymia ist eine chronische depressive Verstimmung leichten Grades, die mindestens seit 2 Jahren anhält.

161. Depressive Zustände können auch durch körperliche Störungen verursacht werden.

162. Maniker sind übertrieben gut gelaunt. Ärger und Aggression sind ihnen fremd.

163. Eine Hypomanie kündigt immer eine ausgeprägte Manie an.

164. Eine Manie mit psychotischen Symptomen kann von ausgeprägtem Größenwahn oder Berufungswahn geprägt sein.

165. Anpassungsstörungen dauern in der Regel nicht länger als 6 Monate.

166. Bei Anpassungsstörungen wird bei alten Menschen häufig wahnhaftes Erleben beobachtet.

167. Die länger anhaltende depressive Reaktion ist eine Anpassungsstörung, die bis zu 2 Jahre andauert.

168. Posttraumatische Belastungsstörungen entwickeln sich meist innerhalb von Tagen nach einem traumatisierenden Ereignis.

169. Ursachen einer posttraumatischen Belastungsreaktion können beispielsweise Naturkatastrophen oder Missbrauchserlebnisse sein.

170. Bei Kindern kommt es im Zuge von Anpassungsstörungen mitunter zu dissozialem Verhalten.

171. Ursachen von Anpassungsstörungen sind immer Ereignisse von katastrophalem Ausmaß.

172. Eine deutliche Phobie schließt eine Panikstörung aus.

173. Ängste sind immer mit körperlichen Erscheinungen und Symptomen verbunden.

174. Die systematische Desensibilisierung ist ein Therapieverfahren, das auf den Grundprinzipien der klassischen Konditionierung beruht.

175. Angststörungen werden hauptsächlich mit Verhaltenstherapie behandelt.

176. Die Herzangstneurose ist eine Diagnose, die nicht in die ICD-10 aufgenommen wurde.

177. Typischerweise entwickelt sich im Verlauf einer chronischen Angststörung eine so genannte Erwartungsangst (Phobophobie).

178. Die soziale Phobie ist dadurch gekennzeichnet, dass es Betroffenen schwer fällt, mit anderen Personen zu sprechen.

179. Die generalisierte Angststörung ist durch anfallsartige Angstschübe charakterisiert, die ohne sichtbaren Anlass auftreten.

180. Auch bei chronischen Ängsten werden Benzodiazepine nicht auf lange Sicht verordnet, da sie ein hohes Abhängigkeitspotenzial besitzen.

181. Bei Angststörungen kommen unter anderem Betablocker und Antidepressiva zum Einsatz.

182. Patienten mit Herzangstneurose zeigen erhöhte Suizidalität.

183. Bei Zwangsstörungen erlebt der Betroffene die Zwänge als von außen gemacht und nicht zur eigenen Person gehörend.

184. Typische Zwänge sind Kontrollzwang, Zählzwang.

185. Zwänge entwickeln sich ohne Behandlung in der Hälfte der Fälle zu wahnhaften Störungen.

186. Bei Zwangsstörungen im Kindesalter ist die Meinhaftigkeit nicht immer deutlich vorhanden.

187. Beim Versuch, einem Zwang zu widerstehen, erlebt der Betroffene Angst und Unsicherheit.

188. Am Anfang einer Therapie der Zwangsstörung erhöht sich in der Regel die Suizidalität des Patienten.

189. Zwänge neigen dazu, sich auszubreiten und einen immer größeren Teil des Lebens zu dominieren.

190. Dissoziative Störungen sind durch Ausfälle bestimmter körperlicher Funktionsbereiche gekennzeichnet, wobei somatische Ursachen fehlen.

191. Dissoziative Störungen beginnen und enden oft plötzlich.

192. Dissoziative Störungen haben keine stabile Symptomatik. Die Ausprägung schwankt von Tag zu Tag und von Untersucher zu Untersucher.

193. Eine dissoziative Störung kann als Taubheit oder Blindheit zum Ausdruck kommen.

194. Die multiple Persönlichkeit ist eine dissoziative Störung.

195. Die häufigste Form der somatoformen Störungen ist die autonome Funktionsstörung.

196. Hypochondrische Störungen gehören zu den wahnhaften Störungen.

197. Beim Depersonalisations- und Derealisationssyndrom besteht keine Krankheitseinsicht.

198. Neurasthenie ist eine anhaltende Erschöpfung nach beruflicher Dauerbelastung über Jahre hinweg.

199. Somatoforme Schmerzstörungen zeigen meist flüchtigen Symptomcharakter.

200. Die Entstehung somatoformer Störungen wird mit dem Prinzip der Konversion erklärt.

201. Dissoziative Störungen wurden früher hysterische Neurosen (Hysterie) genannt.

202. Das pseudoneurasthenische Syndrom gehört zu den somatoformen Störungen.

203. Das Ganser-Syndrom ist durch ein auffälliges Vorbeiantworten charakterisiert.

204. Das Ganser-Syndrom gehört am ehesten zu den dissoziativen Störungen.

205. Trance-Zustände können als dissoziative Syndrome vorkommen.

206. Eine Bulimie schließt eine Anorexie aus.

207. Schlafstörungen können auch Nebenwirkungen von Medikamenten sein.

208. Heißhunger kommt bei Anorektikern nicht vor.

209. Psychisch bedingte Schmerzen beim Geschlechts-verkehr kommen ausschließlich bei Frauen vor.

210. Ab einem BMI von 30,0 kg/m^2 wird das Vorliegen einer Adipositas vermutet.

211. Bei Bulimie liegt eine Körperschemastörung vor, während Anorexie eher durch übersteigerte Schön-heitsideale verursacht wird.

212. Anorektiker können bei ausgeprägter Symptomatik zwangsweise in einer Klinik untergebracht werden.

213. Somnambulismus kommt ausschließlich bei Kindern und jungen Erwachsenen vor.

214. Eine Schlafzeit von täglich 8-10 Stunden entspricht der idealen Erholungsdauer.

215. Bulimikern ist die Essstörung äußerlich oft nicht anzusehen.

216. Pavor nocturnus ist durch kurzzeitige nächtliche Panik mit Schreien und Fluchtimpulsen gekenn-zeichnet.

217. Anorektiker können auch etwas übergewichtig sein.

218. Bei Albträumen kommt es meistens zur partiellen Amnesie.

219. Die REM-Phase ist durch Tiefschlaf und Stillstand der Augenbewegungen gekennzeichnet.

220. Etwa 35 % aller Patienten mit Essstörungen sind Männer.

221. Essstörungen verlaufen in der Regel chronisch.

222. Beim nächtlichen Schlaf kommt es in den meisten Fällen nur zu einer ausgeprägten Traumphase.

223. Essstörungen kommen am häufigsten in der Gruppe der 25-30 jährigen Frauen vor.

224. Es gibt Mischzustände von Bulimie und Anorexie.

225. Ein typisches Behandlungsverfahren von Anorexie ist die systemische Familientherapie.

226. Zur Selbstkontrolle der Nahrungsaufnahme eignen sich in der Therapie von Essstörungen verhaltens- therapeutische Maßnahmen.

227. Erektionsstörungen und vorzeitige Ejakulation ge- hören zu den häufigsten sexuellen Störungen bei Männern.

228. Pathologische Brandstiftung kommt nahezu aus- schließlich bei Männern vor.

229. Die dissoziale Persönlichkeitsstörung ist meist eine vorübergehende Erscheinung in der Jugendzeit, die im Erwachsenenalter durch Reifung verschwindet.

230. Menschen mit einer abhängigen Persönlichkeitsstö- rung gehen nur dann partnerschaftliche Beziehun- gen ein, wenn sie das sichere Gefühl haben, gemocht zu werden.

231. Die ängstliche Persönlichkeitsstörung zeichnet sich durch theatralisches Verhalten aus.

232. Bei Kleptomanie werden meist besonders interes- sante und wertvolle Gegenstände gestohlen.

233. Eine Persönlichkeitsänderung nach psychischer Erkrankung kann in der Regel durch eine prämorbide Persönlichkeitsstörung erklärt werden.

234. Eine Persönlichkeitsänderung nach Extrembelastung wird erst diagnostiziert, wenn die Veränderungen seit mindestens 2 Jahren bestehen.

235. Bei Impulskontrollstörung baut sich Spannung auf, die nur durch die Impulshandlung reduziert wird.

236. Beim pathologischen Stehlen benutzen Betroffene teilweise Komplizen, um nicht erwischt zu werden.

237. Beim pathologischen Stehlen kommt es nach Ausführen der Tat zu einer nachhaltigen Erleichterung.

238. Die schizoide Persönlichkeitsstörung zeigt besondere Gefühlsnähe zu bestimmten Personen.

239. Poriomanie bezeichnet das impulsartige Weglaufen, das hauptsächlich bei Kindern vorkommt.

240. Die dissoziale Persönlichkeitsstörung unterscheidet einen impulsiven und einen Borderline-Typ.

241. Einer Persönlichkeitsänderung nach Extrembelastung geht immer eine PTBS voraus.

242. Bei der paranoiden Persönlichkeitsstörung kommt es häufig zu ungerechtfertigtem Misstrauen bezüglich der sexuellen Treue des Partners.

243. Persönlichkeitsstörungen unterscheiden sich von Persönlichkeitsänderungen durch den Zeitpunkt und die Art und Weise des Auftretens.

244. Persönlichkeitsstörungen beziehen sich in vielen Fällen auf ganz bestimmte Bereiche des Lebens.

245. Zur Diagnose einer Intelligenzminderung sind Intelligenztests ausreichend.

246. Der frühere Begriff der Debilität entspricht der heutigen schweren geistigen Behinderung.

247. Oligophrenie kann auch genetische Ursachen haben.

248. Eine Intelligenzminderung der Störungsgruppe F 7 ist im Prinzip eine Demenz des Kindesalters.

249. Intelligenzminderung führt in den meisten Fällen zu Schuldunfähigkeit.

250. Eine Lernbehinderung liegt vor, wenn der IQ-Wert unter 70 liegt.

251. Die IQ-Werte zweier Bereiche können sich bei einer Person durchaus über 15 Punkte unterscheiden.

252. Bei einer dissoziierten Intelligenz liegen Intelligenzstörungen nur in einem einzigen Bereich vor.

253. Intelligenz ist weitgehend angeboren und erfahrungsunabhängig.

254. Wird ein bereits erreichtes Intelligenzniveau durch Schädigungen im Kindesalter beeinträchtigt, so liegt eine kindliche Demenz vor; bei einer Intelligenzminderung ist die Weiterentwicklung beeinträchtigt.

255. Bei etwa 75 Prozent aller Asperger-Autisten wird eine Intelligenzminderung beobachtet.

256. Beim Kanner-Autismus gehen Betroffene kaum in Kontakt mit anderen Personen.

257. Expressive Sprachstörungen liegen vor, wenn im Alter von 2 Jahren keine Zwei-Wort-Sätze gebildet werden können.

258. Das Rett-Syndrom kommt überwiegend bei Jungen vor.

259. Bei einer normalen Entwicklung der Artikulations-fähigkeit müssen im Alter von 7 Jahren alle Laute und Lautkombinationen beherrscht werden.

260. Der frühkindliche Autismus manifestiert sich im Alter zwischen 3 und 5 Jahren.

261. Eine LRS zeichnet sich neben der deutlichen Lese- und Schreibproblematik durch leichte Defizite beim Rechnen aus.

262. Beim Asperger-Autismus kommt es im Erwachse-nenalter gelegentlich zu psychotischen Episoden.

263. Beim Landau-Kleffner-Syndrom gehen nach zuvor normaler Sprachentwicklung rezeptive und express-sive Sprachfähigkeiten verloren bei sonst erhaltener Intelligenz.

264. Autisten haben oft bizarre Bindungen an Objekte.

265. Das HKS entwickelt sich nach dem 7. Lebensjahr.

266. Jugendliche mit einer hyperkinetischen Störung neigen zu Suchtverhalten.

267. Beim (s)elektiven Mutismus verweigern Betroffene die verbale und die nonverbale Kommunikation.

268. Das Tourette-Syndrom ist eine schwere Tic-Störung, bei der multiple motorische und mindestens ein vo-kaler Tic der schweren Form vorliegen.

269. Tics sind in vielen Fällen passagere Zustände, die ohne Therapie wieder vergehen.

270. Schulphobie ist eine Angst, die auf der Trennung von der primären Bezugsperson beruht.

271. Schulangst bezeichnet eine Angst vor realen Gefah-ren oder aufgrund von tatsächlichen Misserfolgser-lebnissen an der Schule.

272. Das Aufmerksamkeitsdefizit-Hyperaktivitäts-Syndrom kann ins junge Erwachsenenalter andauern und dort die gesellschaftliche Integration durch Ausbildungsabbrüche beeinträchtigen.

273. HKS-Kinder neigen zu Unfällen beim Spielen.

274. Die Suizidrate ist heute deutlich geringer als vor 30 Jahren.

275. Menschen, die psychisch erkrankt sind, weisen in den meisten Fällen ein erhöhtes Suizidrisiko auf.

276. Die meisten Suizide kommen im Herbst/ Winter vor.

277. Suizid als Todesursache steht bei Jugendlichen an sechster Stelle.

278. Etwa doppelt so viele Männer wie Frauen begehen Suizid.

279. Jugendliche begehen häufiger Selbsttötungen als alte Menschen.

280. Um einen Bilanzsuizid zu verhindern, kann der Betroffene gegen seinen Willen eingewiesen werden.

281. Die häufigste Selbsttötungsmethode ist Erhängen/Ersticken.

282. Frauen wählen in den meisten Fällen weiche Suizidmethoden.

283. Suizid gehört zu den zehn häufigsten Todesursachen.

284. Bei einem Mitnahmesuizid werden andere mit deren Zustimmung getötet und dann Suizid verübt.

285. Als Werther-Effekt wird die Selbsttötung nach Suizid eines Vorbildes (vor allem Jugendidole) bezeichnet.

286. Etwa 20 % aller schwer depressiven Patienten begehen Suizid.

287. Im Osten Deutschlands liegt die Suizidrate deutlich höher als im Westen, was vor allem mit gesellschaftlichen Veränderungen nach der Wiedervereinigung zu tun hat.

288. Suizidale Patienten sollten Medikamente unter Aufsicht einnehmen.

289. Bei Entlassung aus der Klinik sinkt das Suizidrisiko.

290. Patienten mit Herzangstneurose weisen deutlich erhöhte Suizidalität auf.

291. In der Anfangsphase einer psychotherapeutischen Behandlung von Zwangsstörungen nimmt das Ausmaß der Suizidalität rasch ab.

292. Die Therapiebereitschaft ist unmittelbar nach einem Suizidversuch relativ hoch.

293. Die Gefahr einer Wiederholung ist bis zu 12 Monate nach einem Suizidversuch deutlich erhöht.

294. Suizidversuche in der Vorgeschichte sind kein Hinweis auf eine erhöhte Suizidalität, wenn der Versuch bereits mehr als 5 Jahre zurück liegt.

295. Lichttherapie kann bei allen Formen der Depression mit gutem Erfolg angewandt werden.

296. Antidepressiva wirken unabhängig von der Ursache der Depression.

297. Neuroleptika haben neben der antipsychotischen Wirkung eine in Ihrer Stärke vom jeweiligen Präparat abhängige sedierende Wirkung.

298. Benzodiazepine können bei präziser Dosierung über mehrere Jahre hinweg eingenommen werden.

299. Bei Langzeiteinnahme von Lithium kommt es immer zu erheblichen Nebenwirkungen.

300. Bei einer gut greifenden Psychotherapie kann bei der Nachbehandlung einer schizophrenen Episode auf Medikamente verzichtet werden.

301. Die rTMS kann bei leichten bis mittelschweren Depressionen gute Wirkung zeigen.

302. Bei der Wachtherapie werden depressive Patienten für einige Stunden geweckt, bevor sie in den frühen Morgenstunden weiterschlafen.

303. Anxiolytika sind Medikamente mit einer Angst lösenden Wirkung.

304. Schmerzmittel werden auch Analgetika genannt.

305. Psychopharmaka machen bei Langzeiteinnahme früher oder später immer körperlich abhängig.

306. Benzodiazepine haben ein hohes Abhängigkeitspotenzial und gehören zu den häufigsten Suchtmitteln.

307. Die Elektrokrampftherapie wird beispielsweise zum Durchbrechen von Stuporzuständen eingesetzt.

308. Leichte sportliche Betätigung hilft depressiven Patienten bei der Genesung.

309. Antidepressiva haben bei gesunden Menschen eine aufputschende Wirkung.

310. Antidepressiva sind bei schizophrenen Patienten kontraindiziert.

311. Heilpraktiker für Psychotherapie dürfen keine verschreibungspflichtigen Medikamente verordnen.

312. Das Arbeiten mit nicht verschreibungspflichtigen Mitteln wie Bachblüten ist Heilpraktikern für Psy-

chotherapie in einigen Bundesländern erlaubt, allerdings müssen diese ausschließlich für die Wirkung auf die Psyche konzipiert sein.

313. Sedierende Neuroleptika haben ein hohes Abhängigkeitspotenzial, wenig sedierende haben ein geringes Abhängigkeitspotenzial.

314. Die systematische Desensibilisierung ist ein verhaltenstherapeutisches Verfahren.

315. Das ES wird in der Psychoanalyse als die Instanz der Triebe angesehen.

316. Hypnose ist ein nicht-direktives psychotherapeutisches Verfahren.

317. Wird eine Psychoanalyse sitzend mit Blickkontakt durchgeführt, so ist die Dauer der Therapie in der Regel kürzer als in der klassischen Anordnung.

318. Ein Heilpraktiker (Psychotherapie) darf nur wissenschaftlich anerkannte Therapieverfahren anwenden.

319. Die personzentrierte Therapie nach Carl Rogers wird auch als Gesprächspsychotherapie bezeichnet.

320. Phobien werden häufig mit systematischer Desensibilisierung behandelt.

321. Bei der Flooding-Therapie wird der Patient direkt mit einem Auslösereiz seiner Angst konfrontiert.

322. Das freie Assoziieren gehört zur psychoanalytischen Psychotherapie.

323. Gesprächspsychotherapie ist ausschließlich für Einzelkontakte konzipiert.

324. Kongruenz ist ein typischer Abwehrmechanismus der psychoanalytischen Theorie.

325. Die Wiederbelebung einer früheren Beziehungserfahrung und ihr Einfluss auf die Beziehung zum Therapeuten wird Übertragung genannt.

326. Abwehrmechanismen sind ein eindeutiger Hinweis auf das Bestehen einer neurotischen Störung.

327. Die Verhaltenstherapie hat sich aus den frühen Lerntheorien des Behaviorismus entwickelt.

328. Die Abweichung zwischen dem wahren Selbst und dem Selbstbild des Klienten wird im klientenzentrierten Konzept als Inkongruenz bezeichnet.

329. Die Verhaltenstherapie betrachtet psychische Störungen als Ergebnisse von Lernprozessen, die durch Umlernen therapeutisch verändert werden können.

330. Bei der systematischen Desensibilisierung wird mit Angsthierarchien gearbeitet.

331. Entspannungsverfahren kommen bei verhaltenstherapeutischen Sitzungen nicht zum Einsatz.

332. Das ÜBER-ICH kann auch als Instanz der Moral bezeichnet werden.

333. Im Sinne der Sorgfaltspflicht darf ein Heilpraktiker für Psychotherapie trotz Wahlfreiheit nur solche Methoden anwenden, die er auch beherrscht.

334. Frühzeitige Verhaltenstherapie kann bei Alzheimerdemenz den kognitiven Zerfall zu verzögern.

335. Gesprächspsychotherapie ist nur bei Freiwilligkeit des Klienten und damit bei Krankheitseinsicht bzw. Problemeinsicht möglich.

336. Sublimierung bezeichnet ein Verfahren aus dem Bereich der Verhaltenstherapie.

337. Die begleitende Arbeit mit Angehörigen von psychisch Kranken wird supportive Therapie genannt.

338. Ein Heilpraktiker für Psychotherapie darf auf keinen Fall mit psychotischen Patienten arbeiten, auch nicht während der Rezidivprophylaxe.

339. Bedingungslose Wertschätzung gehört zu den Grundprinzipien der Verhaltenstherapie.

340. Die personzentrierte (klientenzentrierte) Psychotherapie gehört zu den aufdeckenden Verfahren.

341. Tiefenentspannung hilft schizophrenen Patienten während der Rezidivprophylaxe beim Stressabbau.

342. Zwangseinweisung erfordert gleichzeitiges Vorliegen von erhöhter Suizidalität/ Fremdgefährdung und psychischer Störung.

343. Maniker sind während einer manischen Episode in der Regel geschäftsunfähig.

344. Eine Betreuung kann nur dann angeordnet werden, wenn die betreute Person krankenversichert ist.

345. Menschen mit suizidalen Absichten können immer zur Verhinderung der Selbsttötung zwangsweise in einer Klinik untergebracht werden.

346. Täter, die an Schizophrenie leiden, sind auch zwischen den Episoden vermindert schuldfähig.

347. Mit der Anordnung einer Betreuung verliert die betreute Person automatisch die Entscheidungsfreiheit über ihr Vermögen.

348. Kurzzeitige Bewusstseinsstörungen führen nicht zur Geschäftsunfähigkeit, können aber häufig eine Nichtigkeit der Willenserklärung begründen.

349. Nach bestandener amtsärztlicher Überprüfung ist es dem Heilpraktiker für Psychotherapie erlaubt, sich in ganz Deutschland niederzulassen.

350. Das Betreuungsrecht ist in Ländergesetzen geregelt.

351. Anorektiker können bei drohender Lebensgefahr durch Unterernährung zwangsweise in einer Klinik untergebracht werden.

352. In Bundesländern, die keine eingeschränkte Überprüfung anbieten, darf auch keine Praxis eröffnet werden.

353. Eine Unterbringung ist unverzüglich zu beenden, wenn die Voraussetzungen nicht mehr bestehen.

354. Psychotiker können auch zwischen den psychotischen Phasen zur Sicherstellung der Rezidivprophylaxe zwangsweise in der Klinik untergebracht werden.

355. Ein Einwilligungsvorbehalt besagt, dass der Betreute zustimmen muss, wenn sein Betreuer seine Finanzangelegenheiten ab einer bestimmten Höhe regelt.

356. Die Unterbringungsgesetze sind länderrechtlich geregelt.

357. Um eine akute Selbst- oder Fremdgefährdung abzuwenden, darf und muss ein Heilpraktiker für Psychotherapie seine Schweigepflicht ohne Zustimmung des Klienten brechen.

358. Ein Heilpraktiker für Psychotherapie muss jeden Patienten mit einer psychischen Störung behandeln, sofern er aufgrund seiner Ausbildung/Erfahrung dazu in der Lage ist.

Lösungen

1. Falsch. Als krank kann nur derjenige angesehen werden, der unter seinem Zustand deutlich leidet oder unter dessen Abweichungen andere dauerhaft Leiden.

2. Falsch. Psychische Störungen dürfen immer nur mit einer Heilkundezulassung oder Approbation behandelt werden.

3. Richtig. Die jeweiligen Einflüssen können natürlich unterschiedlich stark ausgeprägt sein.

4. Falsch. Ursächliche Zuordnungen gibt es im triadischen System. Die ICD-10 gruppiert die einzelnen Störungen phänomenologisch.

5. Richtig. Die Begriffe psychotisch und neurotisch werden uneinheitlich gebraucht. In der ICD-10 heißt psychotisch, dass der Realitätsbezug gestört ist.

6. Richtig. Schizophrenie und affektive Psychosen bilden die Gruppe der endogenen Psychosen.

7. Falsch. Für beide Bereiche gilt die erbliche Disposition einer Anfälligkeit (Vulnerabilität) als nachgewiesen.

8. Richtig. Es wird davon ausgegangen, dass eine angeborene (vererbte) Anfälligkeit für den Ausbruch der Erkrankung vorliegt (Vulnerabilität). Stressfaktoren in Form von schwierigen Lebenssituationen und unzureichenden Stressbewältigungsstrategien führen zum Überschreiten der Auslöseschwelle.

9. Richtig. Die dissoziativen Störungen und die somatoformen Störungen gehören in diesen Bereich. Dissoziative Störungen werden in der ICD-10 auch Konversionsstörungen genannt.

10. Falsch. Eine Pareidolie liegt vor, wenn Fantasiegebilde und tatsächliches Objekt gleichzeitig wahrgenommen werden.

11. Falsch. Auch bei anderen psychischen Störungen, beispielsweise Schizophrenie und Depression, gibt es Veränderungen, wenn auch in weniger deutlich.

12. Richtig. Ekmnesie bedeutet gestörtes Zeiterleben, Vergangenes wird für Gegenwart gehalten. Hypermnesie bezeichnet eine gesteigerte Erinnerungsfähigkeit.

13. Falsch. Die fehlenden Gefühlsregungen im sozialen Kontakt werden als leidvoll erlebt.

14. Falsch. Die Begriffe haben zwar nicht mehr die ursprüngliche Bedeutung, kommen aber in der ICD-10 mehrfach vor.

15. Falsch. Dysphorie liegt bei missmutiger, pessimistischer Stimmungslage vor.

16. Falsch. Die zeitliche Orientierung fällt meist zuerst aus, danach die situative und/oder örtliche und zuletzt die Orientierung zur Person (ZSOP).

17. Falsch. In Deutschland gilt überall die ICD-10.

18. Falsch. Somnolenz und Sopor sind quantitative Bewusstseinsstörungen, da vor allem die Vigilanz (Wachheit) beeinträchtigt ist.

19. Falsch. Auch Alzheimer-Patienten, Schizophrene und schwer Depressive profitieren von Psychotherapie.

20. Richtig. Entfremdungen sind Übergänge zu den Ich-Störungen. Betroffene betrachten Depersonalisation/ Derealisation jedoch meist nicht als von außen gemacht.

21. Falsch. Parathymie bedeutet, dass die affektive Äußerung nicht zu dem affektiven Erleben passt. Dieser

Begriff gehört zu den affektiven Störungen. Paramimie bezeichnet die zur Affektivität unpassende Mimik und gehört damit zu den Antriebsstörungen.

22. Richtig. Endogen bedeutet anlagebedingt, exogen bezeichnet die körperliche Verursachung und psychogen den sozialen Einfluss.

23. Falsch. Erotischer Beziehungswahn (Liebeswahn) besteht in der Überzeugung, von einem bestimmten Menschen geliebt zu werden. Die wahnhafte Überzeugung, betrogen zu werden, heißt Eifersuchtswahn.

24. Falsch. In den USA gilt das DSM-IV.

25. Richtig. Ich-Störungen werden als von außen gemacht erlebt.

26. Falsch. Variationen seelischen Erlebens ist ein anderer Begriff für psychogene Störung.

27. Richtig. Erst bei unkorrigierbarer Überzeugung wird von Wahn gesprochen.

28. Richtig. Betroffene glauben, dass ihnen jemand nach dem Leben trachte und sie daher vergiften wolle.

29. Falsch. Olfaktorische Halluzinationen sind Geruchshalluzinationen. Geschmackshalluzinationen werden gustatorisch genannt.

30. Richtig. Zwangskranke wissen, dass die Zwänge im Grunde unsinnig sind.

31. Falsch. Ungeformte Geräusche sind Akoasmen. Photeme sind ungeformte optische Halluzinationen.

32. Richtig. Bei auftretenden Orientierungsstörungen muss daher unbedingt ein Arzt hinzugezogen werden.

33. Falsch. Konfabulationen sind Lückenfüller. Diese werden allerdings spontan und assoziativ eingebaut, fließen also ohne absichtliches Lügen mit ein.

34. Falsch. Mutismus bedeutet Wortkargheit. Regungslosigkeit wird Stupor genannt.

35. Richtig. Beides sind Ich-Störungen.

36. Falsch. Zwänge sind kein Wahn, auch keine Vorstufe.

37. Falsch. Orientierungsstörungen sind immer ein dringender Hinweis auf zerebrale Ursachen und damit eine organisch bedingte psychische Störung. Diese muss aber nicht chronisch sein..

38. Falsch. Alzheimer ist langsam progredient, die präsenile Form verläuft etwas rascher.

39. Falsch. Die Angehörigen der Patienten bemerken die Leistungseinbußen wesentlich früher.

40. Richtig. Der tatsächliche Verlauf hängt stark von der Ursache und der frühzeitigen Diagnose ab.

41. Richtig. Alzheimer ist die häufigste Demenzursache.

42. Richtig. Die kindlichen Demenzen, die selten sind, heißen Kramer-Pollnow und Morbus Heller.

43. Falsch. Beim Alkoholdelir kommen hauptsächlich optische Halluzinationen vor, akustische sind aber nicht grundsätzlich ausgeschlossen.

44. Falsch. Konfabulationen sind typisch, können aber fehlen und sind keine Diagnosebedingung.

45. Richtig. Kein Delir ohne Amnesie!

46. Richtig. Es gibt natürlich Ausnahmen und Übergänge zu chronischen Zuständen, was aber nicht die Regel ist.

47. Falsch. Beim Korsakow-Syndrom kommt es vor allem zu Gedächtnis- und Orientierungsstörungen. Bewusstsein und Intellekt bleiben erhalten.

48. Richtig. Traditioneller Weise werden 4 Unterformen des Delirs unterschieden: Dämmerzustand, Amentielles Syndrom, Delir, Bewusstseinsminderung.

49. Richtig. Das Selbsterhaltungstraining (SET) ist eine bewährte Form. Vor allem die tägliche Routine der Körperpflege und der wichtigsten Haushaltsanforderungen lassen sich mit Trainings lange erhalten.

50. Falsch. Demenzen sind niemals unabhängig vom Alter. Mit steigendem Alter steigt die Wahrscheinlichkeit, an einer Demenz zu erkranken.

51. Falsch. Pränatale Schädigung führt zu Intelligenzminderung (F7). Demenzen liegen vor, wenn ein bereits erreichtes Entwicklungsniveau geschädigt wird (F1).

52. Richtig. Die meisten akuten Zustände sind reversibel, es gibt aber Übergänge, wenn die Grunderkrankung anhält.

53. Richtig. Der Begriff ist angelehnt an das neurasthenische Syndrom, das zu den neurotischen Störungen gehört und auf andauernder Stressüberlastung beruht. Bei körperlicher Ursache spricht man von einem pseudoneurasthenischen Syndrom.

54. Richtig. Dämmerzustände sind schwierig zu belegen und daher häufig Streitpunkte bei Schuldminderung.

55. Falsch. Ein Durchgangssyndrom ist ein akutes organisches Psychosyndrom ohne Bewusstseinsstörungen.

56. Falsch. Bei leichten Demenzen kommen die Patienten alleine zurecht. Erst ab mittelschwerer Demenz ist eine Begleitung notwendig (ICD-10).

57. Richtig. Hemmungsabbau, vor allem auch im sexuellen Bereich, kommt häufig vor.

58. Falsch. Die präsenile Form beginnt vor dem 65. Lebensjahr.

59. Falsch. Psychische Störungen bei AIDS können auch Folgen der Auseinandersetzung mit der Erkrankung sein oder als sekundäre Psychosen auftreten.

60. Richtig. Es kommt schneller zum Rausch und der Abbau dauert länger.

61. Falsch. Delirien können plötzlich auftreten, es kann jedoch Prodromalerscheinungen (Prädelir) mit vegetativen Auffälligkeiten geben.

62. Richtig. Das Immediatgedächtnis kann unmittelbar Wahrgenommenes wiedergeben. Diese Fähigkeit bleibt erhalten.

63. Falsch. Beim Auftreten eines Delirs muss der Notarzt verständigt und Erste Hilfe geleistet werden.

64. Falsch. Das Bewusstsein bleibt bei Demenzen klar.

65. Richtig. Die präsenile Form verläuft insgesamt rascher. Neurologische Ausfälle treten daher früher auf.

66. Richtig. Entsprechend werden die Zustände auch klassifiziert.

67. Richtig. Nach Ausbruch der Erkrankung führt diese innerhalb von bis zu 2 Jahren zum Tod.

68. Falsch. Typisch für Parkinson sind Tremor, Rigor (Starrheit) und Akinese (Bewegungsarmut).

69. Falsch. Auch Demenzkranke können ein Delir erleben.

70. Falsch. Da das Immediatgedächtnis erhalten ist, können sie die Zahlenreihe nachsprechen.

71. Richtig. Organische Psychosen können alle produktiven Symptome aufweisen.

72. Richtig. Vor allem bei deutlichen Auswirkungen befürchten viele Betroffene, sich nicht mehr vollständig zu erholen.

73. Richtig. Katatonie bedeutet nicht einfach Bewegungsunfähigkeit. Gerade der Wechsel von überschießender Bewegung und Bewegungsarmut ist typisch.

74. Falsch. Eine organische Persönlichkeitsstörung kann auch zu einer Überspitzung von Chartereigenschaften führen.

75. Richtig. Organische Halluzinosen sind damit untypisch für psychotische Zustände, aber in der Tat bleibt die Einsichtsfähigkeit sehr oft erhalten.

76. Richtig. Dieser Gebrauch des Begriffes symptomatisch hat in die ICD-10 Eingang gefunden.

77. Falsch. Bei Viren oder Bakterien als Ursache einer Enzephalitis spricht man vom postenzephalitischen Syndrom.

78. Falsch. Langzeitmissbrauch von Alkohol führt zum irreversiblen (chronischen) Korsakow-Syndrom.

79. Falsch. Nur die Drogen des Barbiturat- und des Morphin-Typs machen körperlich abhängig.

80. Richtig. Die Vorsilbe Poly- bedeutet mehrfach.

81. Richtig. Beruhigungs- und Schmerzmittel machen einen Großteil aus.

82. Falsch. Der süchtige Trinker (Gamma-Typ) ist mit ca. 60% der häufigste Typ. Konflikttrinker sind mit 5 % deutlich seltener.

83. Falsch. Das Risiko ist höher. In 20 % der Fälle muss mit tödlichem Ausgang gerechnet werden.

84. Falsch. Das Bewusstsein kann allerdings teilweise beeinträchtigt sein.

85. Richtig. Nach ca. 5 Tagen normalisiert sich der Zustand unter Behandlung auf ein stabiles Niveau.

86. Falsch. Nesteln und Unruhe gehören zum Alkoholdelir.

87. Falsch. Die Entgiftung dauert 2 bis 4 Wochen. Die Entwöhnung dauert einige Monate.

88. Richtig. Das chronische amnestische Syndrom ist das Korsakow-Syndrom. Vergangenes wird für Gegenwart gehalten, Zeiten durcheinander geworfen.

89. Richtig. Es gibt fließende Übergänge von Angetrunkensein bis hin zur Volltrunkenheit.

90. Falsch. Die Reihenfolge lautet: präalkoholisch - prodromal - kritisch – chronisch.

91. Richtig. Organische Langzeitfolgen des Alkoholmissbrauchs können sein: Wernicke-Enzephalopathie, Korsakow-Syndrom, Demenz.

92. Falsch. Die Wernicke-Enzephalopathie ist oft eine Vorstufe zum Korsakow-Syndrom.

93. Richtig. Ein anderer Begriff dafür ist Alkoholembryopathie. Typisch sind schmale Lippen, kleiner Kopf, Herzstörungen und Störungen der Merkfähigkeit.

94. Richtig. Herzfehler kommen häufig bei Alkoholembryopathie vor.

95. Falsch. Amphetamine machen nicht körperlich abhängig. Daher kommt es auch nicht zu Entzugssyndromen.

96. Richtig. Engelstrompetentee ist eine beliebte und einfach herzustellende halluzinogene Droge mit erheblicher Neigung zu Flashbacks.

97. Richtig. Halluzinationen und Wahn können bei Schizophrenie wie auch bei Drogenwirkung vorkommen.

98. Richtig. Wahnhafte Gedanken müssen immer als mögliche Hinweise auf Schizophrenie beobachtet werden.

99. Richtig. Unfähigkeit des Perspektivenwechsels ist ein Grundkennzeichen jedes Wahns.

100. Falsch. Im Wahn kann es zu Straftaten aggressiver Art kommen. Insgesamt sind Schizophrene aber nicht auffälliger als der Bevölkerungsdurchschnitt.

101. Falsch. Nur bei akuter Selbst- oder Fremdgefährdung und gleichzeitigem Vorliegen einer psychischen Erkrankung ist Zwangsunterbringung möglich.

102. Richtig. Bei Symptomatik kürzer als 1 Monat vor liegt eine schizophreniforme Störung vor.

103. Falsch. Prognostisch günstig ist rasche Entwicklung und gute Wirkung antipsychotischer Medikamente.

104. Falsch. Besserung kann bei Schizophrenie, unabhängig vom Verlauf, immer auch plötzlich eintreten; das nennt man den positiven Knick.

105. Richtig. Schizophrene handeln damit gleichzeitig in der wahnhaft-halluzinatorischen und in der realen Welt, was doppelte Buchführung genannt wird.

106. Richtig. Es können aber auch optische Halluzinationen oder Leibhalluzinationen vorkommen.

107. Falsch. Es gibt Verlaufsformen ohne produktive Symptome. hebephrenie und Residualzustand verlaufen oft ohne Halluzination und Wahn.

108. Falsch. Für die Prognose der Schizophrenie gilt die Drittelregel: ein Drittel günstig, ein Drittel mit Restsymptomen und ein drittel chronisch.

109. Falsch. Laut ICD-10 muss die Rückfallvorbeugung der Schizophrenie mindestens 6 Monate dauern, meist wird jedoch für 1 Jahr oder mehr behandelt.

110. Falsch. Tiefenentspannung provoziert Rückfälle.

111. Richtig. Patienten glauben dann oft, dass sie keine Medikamente mehr benötigen, da sie sich wohl fühlen. Hier besteht Rückfallgefahr.

112. Falsch. Emotionale Distanz ist für Schizophrene besser auszuhalten als zu enge Fürsorge.

113. Falsch. Psychotherapie und Soziotherapie können dazu beitragen, dass die Medikamentendosis gering gehalten werden kann oder abgesenkt werden kann. Das entscheidet aber immer der behandelnde Arzt.

114. Falsch. Ab einer Dauer von mehr als einem Monat spricht man nicht mehr von akuter schizophreniformer Störung, sondern von Schizophrenie.

115. Falsch. Eifersuchtswahn ist besonders typisch für Alkoholismus bei Männern. Beziehungswahn, Verfolgungswahn sind typischer für Schizophrenie.

116. Richtig. Wahn kommt nun mal am häufigsten bei Schizophrenen vor.

117. Richtig. Die beruflichen und sozialen Abbrüche im Zuge der Schizophrenie führen zu einer neurotischen Abkapselung gegenüber der Umwelt.

118. Richtig. Dennoch ist der induzierte Wahn echt und wird nicht von den Betroffenen nur simuliert.

119. Richtig. Sehr selten, aber gem. ICD-10 ist Diagnose der induzierten wahnhaften Störung möglich.

120. Falsch. Zönästhesien sind Symptome 2. Ranges. Symptome 1. Ranges sind Wahnwahrnehmung, Stimmenhören, Ich-Störungen und leibliches Beeinflussungserleben.

121. Falsch. Bei Gedankenausbreitung glaubt der Patient, andere könnten seine Gedanken lesen oder wissen, beim Gedankenlautwerden hört er sie deutlich.

122. Richtig. Negativsymptom bedeutet Verarmung des Erlebens.

123. Falsch. Neuroleptika unterdrücken produktive Symptome. Benzodiazepine reduzieren Angst.

124. Falsch. Die Meinhaftigkeit ist bei Ich-Störungen immer gestört.

125. Falsch. Halluzinationen können sowohl bei Schizophrenie als auch bei Wahn auftreten.

126. Falsch. Anhaltendes Stimmenhören widerspricht der Diagnose der wahnhaften Störung.

127. Richtig. Stimmen befehlen oft die Selbsttötung; außerdem treibt Verfolgungswahn in den Suizid.

128. Richtig. Schwere Psychosen mit produktiven Symptomen führen in der Regel zu Geschäftsunfähigkeit.

129. Falsch. Stupor ist seltener geworden, kommt aber noch vor.

130. Falsch. Grundsätzlich muss überprüft werden, ob nicht beide schizophren sind, was auch bei gleichen Wahnthemen vorkommen kann.

131. Richtig. Die Wahrscheinlichkeit einer Erkrankung an Schizophrenie ist in allen Kulturen gleich hoch.

132. Falsch. Zwillingsstudien zeigen eine eindeutige Anfälligkeit durch Vererbung. Den tatsächlichen Ausbruch erklären die Gene jedoch nicht.

133. Falsch. Diese Vorstellung ist längst überholt.

134. Falsch. Die Rückfallwahrscheinlichkeit kann reduziert, aber niemals ausgeschlossen werden.

135. Falsch. Der Leidensdruck des Schizophrenen ist hoch, jedoch hält er seine Erlebnisse für real und fühlt sich nicht krank.

136. Falsch. Die Diagnose wird schon mit Vorsicht gestellt. Die hebephrene Form ist jedoch eine jugendliche Schizophrenie.

137. Falsch. Das gilt für bipolare Störungen. Viel häufiger sind jedoch monopolare Depressionen.

138. Falsch. Halluzinationen kommen bei Manien durchaus vor, aber nicht bei allen manischen Zuständen. Sie sind daher kein besonderes Signal.

139. Falsch. Früherwachen ist typisch für Depressionen, also Schlafmangel. Es handelt sich aber um quälenden Schlafmangel, nicht um fehlendes Bedürfnis.

140. Richtig. Und noch wesentlich mehr Depressive verüben Suizidversuche.

141. Richtig. Maniker schließen Verträge ab, die nicht erfüllbar sind und starten unmögliche Projekte.

142. Falsch. Rezidivierende Manien gibt es zwar, solche Phänomene werden aber als bipolare Störungen (ICD-10) diagnostiziert, weil der Verlauf und die Auswirkungen ähnlich sind.

143. Falsch. Demenzen werden ausschließlich durch körperliche Störungen (Gehirn) verursacht.

144. Falsch. Halluzinationen gibt es auch bei Manie.

145. Falsch. Maniker sind auch gereizt oder aggressiv.

146. Richtig. Man spricht daher auch von somatisierter Depression.

147. Richtig. Dieses Phänomen wurde nach der österreichischen Kaiserin benannt, die vermutlich daran litt.

148. Falsch. Die häufigste Form affektiver Störungen ist die Depression.

149. Falsch. Das kann so sein, muss aber nicht.

150. Falsch. Suizidale Absichten dürfen und sollten immer angesprochen werden. Schlafende Hunde werden nicht geweckt. Darüber reden hält am Leben!

151. Falsch. Von Rapid-Cycling wird gesprochen, wenn mehr als 4 Phasen pro Jahr durchlaufen werden.

152. Falsch. Antidepressiva machen nicht körperlich abhängig.

153. Falsch. Lichttherapie wirkt nur richtig bei der SAD im Herbst und Winter.

154. Falsch. Wachtherapie wird mit gutem Erfolg angewandt. Die Suizidalität wird nicht durch sie erhöht.

155. Richtig. Der langweilige Klinikalltag wäre wenig förderlich. Sport, gesunde Ernährung und Sonne sind gute Ergänzungen zur klinischen Therapie.

156. Richtig. Akute Selbstgefährdung (Suizidalität) und das Vorliegen einer psychischen Erkrankung sind die notwendigen Voraussetzungen zur Zwangseinweisung, die bei schwerer Depression vorliegen.

157. Falsch. Zyklothymia ist eine chronische, leichte Form einer bipolaren Störung. Zyklothymie ist ein Synonym für bipolare Störung.

158. Richtig. Weder die Kriterien der Schizophrenie noch der Depression oder Manie werden voll erfüllt.

159. Falsch. Umgekehrt stimmt es: Symptomatisch ist die Angst-Glücks-Psychose eher schizophren und vom Verlauf her eher affektiv (bipolar) durch den Wechsel zweier Richtungen des Erlebens.

160. Richtig. Dysthymia erreicht nicht die Qualität einer manifesten Depression.

161. Richtig. Man spricht dann von organischer affektiver Störung.

162. Falsch. Maniker können auch gereizt und aggressiv sein oder übellaunig, wenn ihre Umwelt ihren Tatendrang und ihre Ideen nicht unterstützt.

163. Falsch. Manien können als Hypomanie, Manie ohne psychotische Symptome und psychotische Manie auftreten. Übergänge sind möglich, nicht zwingend.

164. Richtig. Größenwahn ist typisch für Manien mit psychotischen Symptomen.

165. Richtig. Ausnahme ist die längere depressive Reaktion, die bis zu 2 Jahre andauert.

166. Falsch. Wahnhafte Zustände nach traumatisierenden Ereignissen gehören zu den kurzen reaktiven Psychosen.

167. Richtig. Von der Dauer her eine Ausnahme der Anpassungsstörungen, die sonst in der Regel nicht länger als 6 Monate dauern (F43.21).

168. Falsch. Eine PTBS entwickelt sich innerhalb von wenigen Monaten nach dem Ereignis.

169. Richtig. Die Ursachen einer PTBS sind so deutlich, dass sie bei nahezu jedem Menschen zumindest eine tiefe Verzweiflung auslösen.

170. Richtig. Hierfür gibt es sogar eine eigene Kodierung in der ICD-10 (F43.24).

171. Falsch. Anpassungsstörungen können auch durch weniger dramatische Ereignisse (Verlust des Arbeitsplatzes, Trauer etc.) ausgelöst werden.

172. Falsch. Die Kombination Agoraphobie mit Panikattacken kommt sogar recht häufig vor.

173. Richtig. Herzrasen, erhöhter Blutdruck und Schwitzen sind typisch.

174. Richtig. Der Klient wird einem sich steigernden Angstreiz ausgesetzt. Mit Gegenkonditionierung wird auf jeder Stufe die Angst verlernt.

175. Richtig. Verhaltenstrainings als systematische Desensibilisierung oder Flooding-Therapie kommen meistens zum Einsatz.

176. Richtig. Am ehesten müsste heute eine Panikstörung diagnostiziert werden. Es gibt auch Überschneidungen zu hypochondrischen Störungen.

177. Richtig. Im Verlauf einer chronischen Angststörung ist die Erwartungsangst (Angst vor der Angst) teilweise das größere Problem als die eigentliche Angst.

178. Falsch. Ganz so schlimm ist es nicht. Die Störung zeigt sich vor allem, wenn die eigene Person im Mittelpunkt der Aufmerksamkeit steht, also bei Vorträgen, Präsentationen, im Unterricht.

179. Falsch. Die Beschreibung passt zur Panikstörung. Die generalisierte Angststörung ist eine ständig vorhanden Angst und Unruhe.

180. Richtig. Benzodiazepine sind starke Suchtmittel und machen relativ schnell körperlich abhängig. Es gibt keine Indikation zur Langzeiteinnahme!

181. Richtig. Auch diese Medikamente haben eine beruhigende Wirkung, die Ängsten entgegen wirkt.

182. Falsch. Herzangstneurotiker haben Angst, an Herzversagen zu sterben. Daher suchen sie überhäufig den Arzt auf. Sie fürchten sich vor dem Tod!

183. Falsch. Bei Zwang wissen Betroffene, dass es sich um eigene Anteile handelt, die in der Regel als unsinnig erlebt werden.

184. Richtig. Typisch sind Kontrollzwang, Zählzwang, Waschzwang, Symmetriebestreben.

185. Falsch. Zwang und Wahn sind nicht miteinander verwandt.

186. Richtig. Kinder sind sich bezüglich der Unsinnigkeit Ihrer Zwangsannahmen nicht so deutlich bewusst wie Erwachsene. Zwangsstörungen im Kindesalter sind aber selten.

187. Richtig. Zwang kann auch als Ersatz- oder Abwehrhandlung zur Angst betrachtet werden.

188. Richtig. Zwänge bieten einen gewissen Schutz vor Suizidalität. Die Rituale dienen als Ersatzhandlungen, um Angst und Unruhe zu kontrollieren. In der Therapie muss der Patient schrittweise auf diese verzichten, wodurch die Suizidalität zunächst steigt.

189. Richtig. Unbehandelte Zwänge neigen immer zur Chronifizierung.

190. Richtig. Gleichzeitig ist die Symptomatik instabil und flüchtig und kann von Tag zu Tag schwanken.

191. Richtig. Das erneute Auftreten hat meist mit klar erkennbaren Belastungen zu tun.

192. Richtig. Bei mehrmaligen dissoziativen Störungen können auch ganz verschiedene Funktionsbereiche betroffen sein.

193. Richtig. Außer Taubheit und Blindheit gibt es dissoziative Amnesie, Bewegungsstörungen und Identitätsstörungen.

194. Richtig. Bitte nicht mit Schizophrenie verwechseln!

195. Richtig. Hier sind bestimmte Organe oder Organsysteme von der vermeintlichen Krankheit betroffen.

196. Falsch. Grundsätzlich ist Hypochondrie eine somatoforme Störung. Es gibt auch hypochondrischen Wahn, aber deutlich seltener.

197. Falsch. Es besteht Krankheitseinsicht. Hier besteht der Unterschied zwischen Entfremdungserleben und den Ich-Störungen.

198. Falsch. Erschöpfung durch unzureichende Lebensbewältigung wird als Burnout diagnostiziert (Z 73.0).

199. Falsch. Somatoforme Schmerzen konzentrieren sich meist auf einen bestimmten Körperteil.

200. Richtig. Konversion bedeutet Verwandlung seelischer Leiden in körperliche Ausdrucksformen.

201. Richtig. Das Konzept der Hysterie wurde von Siegmund Freud ausgearbeitet (Psychoanalyse), ist aber historisch gesehen wesentlich älter.

202. Falsch. Das pseudoneurasthenische Syndrom ist eine Neurasthenie aufgrund körperlicher Ursache.

203. Richtig. Welche Farbe hat die Sonne? Grün!

204. Richtig. Die Existenz des Syndroms ist umstritten.

205. Richtig. Trance und Besessenheit kommen vor, dürfen dann aber nicht durch Drogen induziert sein.

206. Falsch. Es gibt Mischzustände (Bulimarexie).

207. Richtig. Nach Medikamenteneinnahme muss bei Schlafstörungen immer gefragt werden.

208. Falsch. Heißhungerattacken und damit verbundene Essorgien kommen aber auch bei Anorexie vor.

209. Falsch. Das gibt es auch bei Männern, wenn auch seltener.

210. Richtig. Andere Gründe für die Körperfülle müssen ausgeschlossen werden.

211. Falsch. Die Körperschemastörung ist die Grundstörung bei beiden Essstörungen.

212. Richtig. Hungern kann als suizidal gesehen werden.

213. Falsch. Auch Erwachsene wandeln im Schlaf.

214. Falsch. 6-7 Stunden reichen völlig aus.

215. Richtig. Menschen mit Bulimie haben oft normales, manchmal sogar leichtes Übergewicht.

216. Richtig. Für das Ereignis besteht meist teilweise bis völlige Amnesie.

217. Falsch. Bulimiker können leicht übergewichtig sein. Anorektiker magern ab.

218. Falsch. Amnesie nur bei Pavor nocturnus. Würden wir Albträume vergessen, wüssten wir nicht, dass es sie gibt.

219. Falsch. Rapid Eye Movement bedeutet schnelle Augenbewegung.

220. Falsch. Essstörungen kommen auch bei Männern vor, aber nur bei ca. 5-10 % aller Betroffenen handelt es sich um das männliche Geschlecht.

221. Richtig. Bei Anorexie kommt es zudem in bis zu 20 % aller Fälle zum Tod.

222. Falsch. Wir träumen mehrmals pro Nacht.

223. Falsch. Die 15-25 Jährigen sind am häufigsten betroffen.

224. Richtig. Bulimie und Anorexie schließen sich niemals gegenseitig aus!

225. Richtig. Verhaltenstherapie steht am Anfang zur Kontrolle der Nahrungszufuhr im Vordergrund. Die Familientherapie betrachtet Essgestörte jedoch als Symptomträger der Familie.

226. Richtig. Verhaltenskontrolle arbeitet mit Verhaltensplänen und Belohnungen.

227. Richtig. Bei Frauen sind die häufigsten Störungen psychogene Schmerzen und Orgasmusstörungen.

228. Richtig. Gründe hierfür sind nicht bekannt.

229. Falsch. Persönlichkeitsstörungen sind hartnäckig und halten meist ins Erwachsenenalter an.

230. Falsch. Diese Beschreibung trifft auf die ängstliche Persönlichkeitsstörung zu.

231. Falsch. Theatralisch übertrieben zeigt sich die histrionische Persönlichkeit.

232. Falsch. Meistens werden völlig nutzlose und für den Dieb wertlose Gegenstände gestohlen.

233. Falsch. Nur bei prämorbid unauffälliger Persönlichkeit mit Blick auf die Störung nach der psychiatrischen Erkrankung wird die Diagnose gestellt.

234. Richtig. Kürzer anhaltende Verhaltensstörungen sind zunächst als Posttraumatische Belastungsstörungen zu bewerten.

235. Richtig. Impulskontrollstörungen ähneln darin den Zwangshandlungen.

236. Falsch. Beim pathologischen Stehlen besteht keine Bereicherungsabsicht. Mit Komplizen wird nicht gearbeitet.

237. Falsch. Bei Impulskontrollstörungen und ebenso bei Zwängen kommt es immer nur zur vorübergehenden Erleichterung.

238. Falsch. Schizoide sind gefühlskalt.

239. Richtig. Poriomanie ist wie Trichotillomanie (Haare ausreißen) eine Impulskontrollstörung.

240. Falsch. Es handelt sich um Unterformen der emotional instabilen Persönlichkeitsstörung.

241. Richtig. Zunächst wird die PTBS diagnostiziert und bei chronischem Verlauf die Persönlichkeitsstörung nach Extrembelastung.

242. Richtig. Wahnhafte Ideen prägen das Zustandsbild.

243. Richtig. Persönlichkeitsstörungen entstehen in der kindlichen und jugendlichen Entwicklung und betreffen das Verhalten und Erleben in allen Lebensbereichen. Persönlichkeitsänderungen haben abgrenzbare Ursachen (organische Schäden, Folter etc.).

244. Falsch. Persönlichkeitsstörungen betreffen alle Lebensbereiche.

245. Falsch. Tests geben Auskunft über das Leistungsniveau. Außerdem ist aber die Frage entscheidend, wie die betroffene Person in ihrem Sozialgefüge damit zurechtkommt.

246. Falsch. Debilität = leichten Intelligenzminderung.

247. Richtig. Die Trisomie 21 ist sicherlich die bekannteste Ursache einer angeborenen Intelligenzminderung.

248. Falsch. Intelligenzminderungen sind angeboren oder während des Geburtsvorganges erworben. Spätere Schädigungen des intellektuellen Niveaus, auch im Kindesalter, werden Demenzen genannt.

249. Falsch. Das ist nur bei sehr schweren Formen möglich.

250. Falsch. der Begriff Lernbehinderung wird in Deutschland für einen Übergangsbereich benutzt, der zwischen IQ 70 und 90 liegt.

251. Richtig. So etwas wird dissoziierte Intelligenz genannt.

252. Falsch. Das kann so sein. Dissoziierte Intelligenz bedeutet jedoch, dass es Abweichungen der IQ-Werte verschiedener Bereiche von mehr als 15 gibt.

253. Falsch. Intelligenz ist ein Produkt aus angeborenem Potenzial und Entwicklungs- und Lernförderung.

254. Richtig. Intelligenzminderung bedeutet, Betroffene erreichen nicht das normale Niveau. Bei Demenz gehen vorhandene Fähigkeiten verloren.

255. Falsch. Das trifft für Kanner-Autismus (frühkindlicher Autismus) zu. Asperger-Autisten sind normal intelligent, teilweise sogar besonders begabt.

256. Richtig. Sie sehen durch andere Personen hindurch oder gehen nur ritualisiert in Kontakt.

257. Falsch. Zwei-Wort-Sätze werden erst ab einem Alter von 3 Jahren sicher gebildet.

258. Falsch. Bisher wurde das Rett-Syndrom nur bei Mädchen beobachtet.

259. Falsch. Das ist erst im Alter von 11-12 Jahren der Fall.

260. Falsch. Der Kanner-Autismus manifestiert sich deutlich vor dem 3. Lebensjahr.

261. Falsch. Die Schulleistungen sind in anderen Bereichen als dem Lesen und Schreiben normal.

262. Richtig. Psychotische Phasen kommen durchaus vor.

263. Richtig. Der Beginn liegt meist zwischen 3 und 7.

264. Richtig. Fehlen diese Objekte oder werden sie weggenommen, entsteht oft Aggression.

265. Falsch. HKS manifestiert sich vor dem 6. Lebensjahr.

266. Richtig. Alkohol- und Drogenmissbrauch sind dabei auch Folgen der schulischen Abbrüche.

267. Falsch. Die non-verbale Kommunikation bleibt häufig erhalten.

268. Richtig. Tourette ist hartnäckig und kann bisher nur ansatzweise therapiert werden.

269. Richtig. Die meisten Kinder entwickeln zeitweise Tics, die vorübergehen.

270. Richtig. Nicht zu verwechseln mit Schulangst als Furcht vor realen Bedrohungen.

271. Richtig. Unterscheiden Sie immer Schulphobie (Trennungsangst) und Schulangst (Angst vor Gefahr).

272. Richtig. ADHS führt häufig zu Ausbildungsabbrüchen   oder Ausbildung in außerbetrieblicher Form.

273. Richtig. HKS-Kinder gehen scheinbar sorglos große Risiken ein.

274. Richtig. Zwischen 1980 und 2000 hat sich die Suizidrate in Deutschland halbiert.

275. Richtig. Psychische Erkrankungen gehören zu den Risikofaktoren. Es gibt jedoch auch solche, die nicht für erhöhte Suizidalität bekannt sind, beispielsweise Hypochondrie und Herzangstneurose.

276. Falsch. Die meisten Suizide kommen im Frühsommer in den Monaten Mai und Juni vor.

277. Falsch. Suizid steht an zweiter Stelle nach Unfalltod. Das bedeutet jedoch nicht, dass Selbsttötungen bei Jugendlichen besonders häufig sind.

278. Richtig. Suizidversuche sind hingegen bei Frauen häufiger zu finden.

279. Falsch. Die Suizidrate steigt mit dem Lebensalter.

280. Falsch. Zwangseinweisung ist nur bei gleichzeitiger psychischer Erkrankung möglich.

281. Richtig. Obwohl es eine harte Methode ist, kommt diese bei beiden Geschlechtern am häufigsten vor.

282. Falsch. Frauen wählen häufiger weiche Methoden als Männer. Dennoch werden bei beiden Geschlechtern in den meisten Fällen harte Methoden gewählt.

283. Richtig. Bei Erwachsenen steht Suizid an sechster Stelle der Todesursachen.

284. Falsch. Zustimmung der getöteten Person(en) gibt es bei Doppel- und Massensuizid.

285. Richtig. Solche Effekte bedeuten nicht, dass die Suizidgefahr steigt, wenn über suizidale Absichten gesprochen wird.

286. Richtig. Weitaus mehr sind außerdem von Suizidversuchen betroffen.

287. Falsch. Die Suizidrate liegt im östlichen Teil Deutschlands höher. Das war aber schon vor dem Zweiten Weltkrieg so.

288. Richtig. Die Gefahr des Missbrauchs zur Selbsttötung wäre sonst zu hoch.

289. Falsch. Das Gegenteil ist der Fall. Entlassungen stellen Abbruchsituationen dar, Patienten sind mehr auf sich alleine gestellt.

290. Falsch. Zwar kann grundsätzlich festgehalten werden, dass psychisch Kranke eine erhöhte Suizidalität aufweisen. Aber Herzangstneurotiker haben Angst, an Herzversagen bzw. Herzkrankheiten zu sterben und wollen sich nicht selbst töten.

291. Falsch. Zwänge können als Abwehrrituale für Angst betrachtet werden. Daher wirken Zwänge teilweise als Schutz vor einer Selbsttötung. In der Therapie fällt der Schutzmechanismus dann weg. Die Suizidalität steigt damit zunächst.

292. Richtig. Die Suizidgefahr bleibt dennoch sehr hoch!

293. Richtig. Innerhalb der ersten 24 Monate nach einem Suizidversuch nimmt die Suizidalität stetig ab. Bis zu einem Jahr nach einem Versuch besteht auf jeden Fall ein derart hohes Rückfallrisiko, dass eine therapeutische oder beraterische Begleitung angeraten ist.

294. Falsch. Suizidversuche in der Vorgeschichte führen immer zu einer erhöhten Basissuizidalität.

295. Falsch. Lichttherapie wirkt nur richtig bei der SAD.

296. Richtig. Antidepressiva wirken symptomatisch.

297. Richtig. Neuroleptika wirken damit nicht nur gegen Halluzinationen und Wahn sondern auch gegen Erregung.

298. Falsch. Benzodiazepine haben ein hohes Abhängigkeitspotenzial und machen daher schnell süchtig. Es gibt keine Indikation für eine Langzeiteinnahme.

299. Falsch. Wenn Lithium richtig dosiert wird, kann es lebenslang eingenommen werden.

300. Falsch. Schizophrene brechen die medikamentöse Nachbehandlung oft ab, weil sie sich subjektiv gut fühlen. Sie versuchen damit, Nebenwirkungen der Neuroleptika zu vermeiden. Rückfälle sind damit vorprogrammiert.

301. Richtig. Bei der rTMS werden magnetische Impulse auf das Gehirn gelenkt. Bei Depressionen (bis mittelschwer) wirkt diese Methode gut.

302. Falsch. Sie werden entweder in den frühen Morgenstunden geweckt oder schlafen gar nicht. Erst zur nächsten üblichen Schlafenszeit darf der Patient wieder schlafen.

303. Richtig. Anxiolytika, Tranquilizer und Hypnotika haben alle eine Angst reduzierende und Schlaf anstoßende Wirkung.

304. Richtig. Analgetika sind Schmerzmittel.

305. Falsch. Neuroleptika und Antidepressiva machen beispielsweise nicht körperlich abhängig.

306. Richtig. Daher sollten Benzodiazepine auch nur in kleinen Mengen an Patienten abgegeben werden.

307. Richtig. Das Verfahren der EKT ist besser als sein Ruf. Aufgrund der Vollnarkose kommt es nämlich nicht zu Muskelkrämpfen beim Patienten, obwohl ein Krampfanfall provoziert wird.

308. Richtig. Leichter Sport (Jogging, Walking), Sonnenlicht und gute Ernährung sind hilfreiche Ergänzungen zur klinischen Therapie.

309. Falsch. Antidepressiva wirken gegen depressive Symptome, es sind keine Aufputschmittel.

310. Falsch. Neuroleptika sind bei produktiver Symptomatik entscheidend. Unruhezustände können zusätzlich mit Antidepressiva behandelt werden.

311. Richtig. Verschreibungspflichtige Medikamente bleiben Ärzten vorbehalten.

312. Richtig. Homöopathische Medikamente, die ausschließlich für eine Wirkung auf die Psyche konzipiert sind, dürfen in einigen Bundesländern von Heilpraktikern für Psychotherapie verordnet werden. Einheitliche Regelungen gibt es hier bislang nicht. Ihr Gesundheitsamt gibt Auskunft!

313. Falsch. Neuroleptika machen nicht körperlich abhängig.

314. Richtig. Schrittweise Konfrontation mit Auslösereizen und Gegenkonditionierung spielen bei der systematischen Desensibilisierung eine Rolle.

315. Richtig. Das ES ist die Triebinstanz, das ICH der aktiv handelnde Teil und das ÜBER-ICH die Instanz der Moral.

316. Falsch. Hypnose ist ein sehr führungsintensives Verfahren.

317. Richtig. Im Liegen auf der Couch und ohne Blickkontakt fällt es den Patienten zwar leichter, unangenehme Themen anzusprechen, die Therapie dauert jedoch deutlich länger.

318. Falsch. Wie Ärzte und Heilpraktiker ist der Heilpraktiker für Psychotherapie frei in der Wahl des therapeutischen Verfahrens. Dabei spielt es keine Rolle, ob dieses wissenschaftlich anerkannt ist oder nicht. Im Sinne der Sorgfaltspflicht sollte er jedoch das gewählte Verfahren auch beherrschen.

319. Richtig. Der Begriff wurde von Carl Rogers selbst jedoch nicht gebraucht.

320. Richtig. Phobien werden als gelernte Ängste betrachtet und entsprechend durch strukturierte Umlernprozesse therapiert.

321. Richtig. Im Gegensatz zur schrittweisen Konfrontation mit steigender Reizintensität (systematische Desensibilisierung) wird sofort die volle Intensität des Auslösereizes bei der Flooding-Therapie präsentiert. Durch die allmähliche Reduktion des Angsterlebens soll sich ein Lerneffekt ("Ich sterbe nicht, so schlimm ist es gar nicht") einstellen.

322. Richtig. Der Patient erzählt dabei alles, was ihm spontan durch den Kopf geht.

323. Falsch. Gesprächspsychotherapie kann ebenso mit Gruppen durchgeführt werden.

324. Falsch. Kongruenz bedeutet, dass das tatsächliche Empfinden mit den spürbaren Emotionen übereinstimmt. Bei Abweichungen besteht Inkongruenz.

Aus Sicht der personzentrierten Therapie (Carl Rogers) ist eine psychische Störung keine Erkrankung, sondern Inkongruenz.

325. Richtig. Übertragungen führen zu Verhaltensänderungen gegenüber dem Therapeuten. Bei diesem können Reaktionen darauf ausgelöst werden. Das wird Gegenübertragung genannt.

326. Falsch. Abwehrmechanismen kommen auch im normalpsychischen Bereich vor.

327. Richtig. Behavior (engl.) bedeutet Verhalten.

328. Richtig. Damit wird auf ein Krankheitskonzept verzichtet, was dem Bereich der psychotischen Störungen nicht gerecht wird.

329. Richtig. Die Lernprozesse der Psychotherapie sind dabei den früheren Lernprozessen, die zu Störungen geführt haben, entgegengesetzt.

330. Richtig. Der Patient beschreibt Situationen, die Angst auslösen und sortiert sie in Kategorien (wenig Angst auslösend, mittlere Angst, stark Angst auslösend). Es wird eine Hierarchie der Situationen erstellt von der "ungefährlichsten" bis hin zur dramatischsten Vorstellung.

331. Falsch. Entspannung spielt eine wesentliche Rolle, denn sie wirkt gegen Angst. Bevor der Klient mit einem Angstreiz konfrontiert wird, soll möglichst große Entspannung herrschen und auch bei der Konfrontation sollen Möglichkeiten der Spannungsreduktion verfügbar sein.

332. Richtig. Das ES ist die Triebinstanz, das ICH der aktiv handelnde Teil und das ÜBER-ICH die Instanz der Moral.

333. Richtig. Das gilt auch für Ärzte und Heilpraktiker. Es bedeutet aber nicht, dass er über eine nachweisbare Ausbildung verfügen muss.

334. Richtig. Selbsterhaltungstraining und zielgerichtete Übungen zur Verbesserung und Erhaltung der Alltagsroutine verzögern der kognitiven Abbau deutlich.

335. Richtig. Nur Klienten, die bereit sind, sich selbst und ihre Emotionen zu erkunden, können von der Gesprächspsychotherapie profitieren. Da diese Therapieform absolut nicht-direktiv ist, also nur der Klient die Themen bestimmt, geht es nicht ohne seinen Willen.

336. Falsch. Sublimierung ist ein Abwehrmechanismus und gehört damit zum Störungskonzept der Psychoanalyse. Hier besteht Verwechslungsgefahr mit dem Begriff Substitution, der aus der Verhaltenstherapie kommt und das Ersetzen von Reizen durch neue Signale bezeichnet.

337. Richtig. Supportive Therapie wird auch stützende oder führende Therapie genannt.

338. Falsch. Ein Heilpraktiker für Psychotherapie darf alle psychischen Störungen behandeln. Für den Bereich der organischen Psychosen, Abhängigkeitserkrankungen und den Bereich der endogenen Psychosen (Schizophrenie, Wahnstörungen, schizoaffektive Störungen und affektive Psychosen) darf er dies natürlich nicht alleine tun. Bei diesen Krankheiten müssen Ärzte behandeln. Der psychotherapeutische Teil der Behandlung darf aber von einem Heilpraktiker für Psychotherapie durchgeführt werden.

339. Falsch. Wertschätzung hat bei jeder Therapieform einen Stellenwert. Als Grundprinzip gehört sie jedoch zur Gesprächspsychotherapie (Rogers).

340. Falsch. Aufdeckende Verfahren suchen nach vergangenen Ereignissen und Störungsgeschichten, beispielsweise die Psychoanalyse, die in der Kindheit der Patienten Ursachen sucht. Die Gesprächspsychotherapie ist ein verstehendes Verfahren.

341. Falsch. Tiefenentspannung ist für Schizophrene gefährlich. Tiefenentspannung bedeutet losgelöst zu sein und mit seinen Stimmungen, Empfindungen und Erinnerungen umzugehen. Für Schizophrene ist das meist eine deutliche Überforderung, die zu Rückfällen führen kann.

342. Richtig. Sobald eine der beiden Voraussetzungen nicht mehr vorliegt, muss die Zwangsunterbringung beendet werden.

343. Richtig. Maniker schließen unhaltbare Verträge ab und beginnen Projekte, die sie nicht erfüllen können.

344. Falsch. Eine Betreuung erfolgt ehrenamtlich und kann unabhängig vom Versicherungsstatus der betreuten Person festgelegt werden.

345. Falsch. Ein Bilanzsuizid kann nicht durch Zwangseinweisung verhindert werden. Hier geht es um Überzeugungsarbeit.

346. Falsch. Zur verminderten Schuldfähigkeit ist neben der starken Beeinträchtigung durch die Psychose erforderlich, dass der Betroffene zum Tatzeitpunkt unfähig war, das Unrecht der Tat einzusehen oder nach dieser Unrechtseinsicht zu handeln. Zwischen den Episoden ist das kaum der Fall.

347. Falsch. Die Betreute Person behält ihre Rechte. Betreuung ist eine Hilfestellung, keine Entmündigung, die es heute in der Form nicht mehr gibt. Bei einer klaren Geschäftsunfähigkeit kann ein Einwilligungsvorbehalt eingerichtet werden, wobei der Betreuer ab einer gewissen Größenordnung bei Ausgaben zustimmen muss.

348. Richtig. Somit können Verträge auch ohne aufgehobene Geschäftsfähigkeit nichtig sein, z. B. bei nachweisbaren Dämmerzuständen oder Volltrunkenheit bei Vertragsabschluss.

349. Richtig. Das gilt auch in Bundesländern, die keine eingeschränkte Überprüfung anbieten.

350. Falsch. Das Betreuungsrecht basiert auf bundesgesetzlichen Bestimmungen.

351. Richtig. Die Nahrungsverweigerung der Anorektiker kann bei lebensbedrohlichem Ausmaß als suizidal bewertet werden.

352. Falsch. Mit bestandener Prüfung darf überall in Deutschland eine Praxis ohne weitere Beantragung eröffnet werden.

353. Richtig. Fällt eine Voraussetzung (Selbst- oder Fremdgefährdung oder die psychische Erkrankung) weg, ist die Unterbringung unverzüglich zu beenden.

354. Falsch. Zwischen den Phasen besteht im juristischen Sinne keine psychische Störung mit Krankheitswert. Die deutliche Suizidalität nimmt auch ab. Zur Erzwingung einer Behandlung ist eine Unterbringung nicht möglich. Ob der Patient sich behandeln lässt, entscheidet er in diesem Falle selbst.

355. Falsch. Es ist umgekehrt. Der Betreuer muss zustimmen. Im Streitfall klärt das Gericht, wie verfahren wird.

356. Richtig. Die Voraussetzungen sind überall gleich:
psychische Störung und gleichzeitige Selbst- oder
Fremdgefährdung. Einzelne Bestimmungen zur
mögliche Dauer der Unterbringung und zu der therapeutischen Behandlung regeln die Unterbringungsgesetze der Bundesländer.

357. Richtig. In diesen Fällen ist er von der Schweigepflicht entbunden.

358. Falsch. Es bleibt ihm selbst überlassen, welche Klienten er annimmt und welche nicht. Im Sinne der Für-
sorgepflicht muss er abgelehnten Klienten allerdings
Alternativen aufzeigen (Therapeutenliste, Telefon-
nummer etc.)

Für weitere Informationen, Bücher, Theorie- und Praxis-
ausbildungen besuchen Sie bitte den Autor auf seiner
Homepage: **www.praxissimon.de!**